QUELQUES APERÇUS

SUR

LA TUBERCULOSE

CONSIDÉRÉE

COMME GRAINE ET COMME TERRAIN

PAR

Le DR SÉNAC-LAGRANGE

ANCIEN INTERNE DES HOPITAUX DE PARIS
MÉDAILLE D'OR DE L'ACADÉMIE DE MÉDECINE (1895, 1899)
PRÉSIDENT DE LA SOCIÉTÉ D'HYDROLOGIE MÉDICALE
MÉDECIN CONSULTANT AUX EAUX DE CAUTERETS

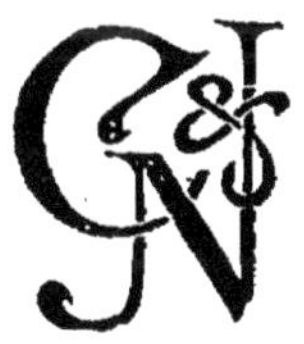

PARIS

GEORGES CARRÉ ET C. NAUD, ÉDITEURS

3, RUE RACINE, 3

—

1900

QUELQUES APERÇUS

SUR

LA TUBERCULOSE

CONSIDÉRÉE

COMME GRAINE ET COMME TERRAIN

PAR

Le Dʳ SÉNAC-LAGRANGE

ANCIEN INTERNE DES HOPITAUX DE PARIS
MÉDAILLE D'OR DE L'ACADÉMIE DE MÉDECINE (1895, 1899)
PRÉSIDENT DE LA SOCIÉTÉ D'HYDROLOGIE MÉDICALE
MÉDECIN CONSULTANT AUX EAUX DE CAUTERETS

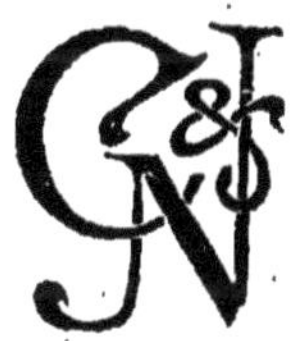

PARIS

Georges CARRÉ et C. NAUD, Éditeurs
3, RUE RACINE, 3
—
1900

A

M. LE Dr CUFFER

MÉDECIN DES HOPITAUX DE PARIS

HOMMAGE AMICAL

QUELQUES APERÇUS

LA TUBERCULOSE

CONSIDÉRÉE

COMME GRAINE ET COMME TERRAIN

———

La coopération des micro-organismes dans l'établissement des maladies rend indispensable l'interprétation réciproque vis-à-vis l'un de l'autre de la graine et du terrain et met en face, sinon aux prises, l'expérimentation et l'observation. Quand on parcourt les nombreux et récents travaux écrits sur la tuberculose depuis la mise en intervention de la graine, on se rend compte que par une tendance naturelle égale des deux côtés, c'est moins de l'aide qu'apporte l'expérimentation à l'observation qu'on a généralement cure que de la subordination de l'observation à l'expérimentation. Et cependant dans cette lutte de deux méthodes, au milieu d'apparences comparatives dans lesquelles la vérité semble se jouer, il apparaît que le droit de l'observation ici s'impose, là se subordonne, mais beaucoup plus en apparence qu'en réalité, à l'expérimentation. De cette opposition, il résulte cependant un état d'indécision, de vague, dans lequel l'esprit tourne sur place sans arriver, faute d'idées comparées, à une décision ferme, qui asseoit la vérité sur des bases plus réelles. Nous croyons qu'un examen attentif et critique, en faisant la part des données de chaque méthode, doit mieux fixer la question dans ses limites naturelles.

Comment les auteurs posent-ils les éléments du problème ? « Pour la réalisation de la maladie tuberculeuse, écrit le Pr Bouchard, il faut la réunion de deux facteurs : le premier nécessaire est le germe infectieux, le second, non moins indispensable, est la connivence de l'organisme qui met à la disposition du germe l'ensemble des conditions physiques et chimiques qui constituent le milieu vivant. »

Les auteurs du si remarquable article « Phtisie » du *Dictionnaire encyclopédique des Sciences Médicales* ne répudient rien de ces deux éléments indispensables, mais l'un est supérieur, domine l'autre. « Ici, écrivent MM. Grancher et Hutinel, la graine dépasse le terrain. »

« La nature du terrain prime celle du virus tuberculeux », écrit-on d'autre part (1). — On le voit, cette double nécessité n'est pas acceptée sans que de suite on n'en appelle à la prééminence de l'une sur l'autre. Et de fait, des deux facteurs, ce n'est pas l'un qui domine son congénère absolument, c'est tantôt l'un, tantôt l'autre. L'explication du fait dérive ici de son observation. Pour en avoir la clef, rappelons-nous que dans le monde des insectes, il est une classe dite des Éphémères chez lesquels la vie est si peu en tant que force, qu'à peine après avoir subi leurs transformations de larve et de nymphe, ils fécondent et meurent après... Que d'Éphémères dans le monde des tuberculeux ! et n'est-il pas dès lors de toute évidence que la vie de la graine représentée par le bacille l'emporte alors sur la vie du terrain représenté par l'organisme.

La définition de la phtisie « maladie virulente et con-

---

(1) *Soc. Méd. et Chir.*, Bordeaux, 1894, Hameau.

tagieuse » est toute prise à la considération de la graine.
Mais déjà que de réserves imposées par l'observation de
tous les jours. Il est des animaux qui sont très aptes à
être tuberculisés par l'inoculation, tels le cobaye, le lapin, le singe, la vache... Le cobaye cependant paraît plus
tuberculisable que le lapin (1)... Mais le chien, la chèvre,
le chat, le mouton, le cheval ne sont tuberculisables que
dans des conditions plus spéciales, c'est-à-dire peu ou
pas. — Il est donc une hiérarchie de terrains depuis celui où graine et terrain sont à l'unisson, se pénètrent
réciproquement et également jusqu'à ceux où le terrain
résiste à la graine. Et si nous passons à l'homme : « Nous
nous comportons, en présence du bacille, écrivent les
Prs Grancher et Hutinel (2), comme les espèces les plus
résistantes... Pour être transmissible de l'homme à
l'homme, la tuberculose l'est à coup sûr, mais cette
transmission n'est pas fatale, disons plus, elle est rare,
elle est exceptionnelle. Des maladies infectieuses que
nous connaissons, elle est peut-être la moins conta-
gieuse, etc. »

Voilà passablement affaibli, ce nous semble, de par la
considération du terrain, la définition de la phtisie
comme virulence et contagion... Jusqu'ici et l'expérimentation et l'observation proclament qu'il est une disposition et que cette disposition est partie intégrante du
terrain. — J'inocule la graine, dit l'expérimentateur. —
Par le nombre des bacilles, je fais l'évolution rapide des
lésions. — Par la pénétration directe, c'est-à-dire par
les voies aériennes, de liquides riches en bacilles, je provoque ordinairement la tuberculisation pneumonique et
la tuberculose miliaire pulmonaire ! — En moins grande

---

(1) Arloing. Le lapin résiste à l'inoculation du scrofulome local.
(2) Dict. Encycl., p. 533, art. Phtisie.

quantité, les bacilles gagnent le sommet du poumon et y produisent la phtisie ulcéreuse commune. — Par l'injection dans les vaisseaux sanguins et lymphatiques, je fais l'infection métastatique, c'est-à-dire les granulations généralisées... — Par l'injection des produits toxiques bacillaires, je provoque l'hyperthermie, c'est-à-dire la fièvre tuberculeuse... Vous inoculez bien une graine, répond l'observateur, encore que vous ne puissiez pas me dire si c'est le bacille simple, le bacille ramifié, le sporule zoogléique ou mycosique (1), qui est cette graine, si elle ne manque pas, comme il arrive rarement, il est vrai, mais enfin comme il arrive (2)...! Je ne vous demande pas s'il est un élément caractéristique du follicule tuberculeux, cellule embryonnaire, cellule épithélioïde ou cellule géante, toutes pouvant manquer ou se rencontrer tour à tour...? Mais je vous demande : inoculez-vous la disposition, les réactions organiques, c'est-à-dire les formes de la maladie... les résistances ? Êtes-vous si sûr que cela de faire d'une façon fixe même une forme expérimentale anatomique, granulation miliaire ou tuberculose pneumonique? Faites-vous aussi bien que la tuberculose spontanée une dégénérescence graisseuse du foie ou une sclérose du même organe (3) ?

Vous injectez 20 bacilles, comment se fait-il que vous n'en retrouviez plus que deux et qu'en place de la lésion mort-née qu'il provoque ordinairement, s'exécute une transformation fibroïde, c'est-à-dire organisée ?

---

(1) ARTHAUD. Congrès de la tuberculose, 1897.

(2) *Rev. de la tub.*, p. 379. 1897. *Soc. Biol.*, 25 février 1893. Tub. oculaire sans bacille. Irido-cyclite avec cellules épithéliales et géantes, *Rev. Sc. Méd. Ch.* 47, 1896, p. 561.

(3) Chez les animaux, mammifères ou oiseaux, rendus expérimentalement tuberculeux, la dégénérescence graisseuse du foie est exceptionnelle, la cirrhose est rare et se constate plutôt à l'état d'ébauche. *Rev. tub.*, 1894, p. 325. Cadiot et Gilbert.

Pourquoi le bacille provoque-t-il ici un nodule tuberculeux, là une arthrite fongueuse, une adénite scrofuleuse
ou plutôt un lupus? La fièvre tuberculeuse est due aux
propriétés fébrigènes des produits bacillaires formés dans
le foyer morbide, soit. Mais avec une même lésion, cette
fièvre est loin d'être identique. Tel a une fièvre de 8 jours.
Tel autre n'a pas de fièvre ou si courte qu'elle échappe à
l'observation. Les deux cependant ont des bacilles et
quelquefois le second en a plus que le premier. Un 3e
traverse une période fébrile de trois semaines. Un 4e a
une fièvre continue : bacilles spécifiques et coccus pyogènes se multiplient sans trêve et il meurt de phtisie galopante !

Si l'on doit poser la valeur d'une cause par son actif,
il nous paraît que le terrain en a jusqu'ici passablement
à lui, car c'est bien en tant que cause qu'il s'établit plus
résistant ou moins résistant, et du moment que cette
cause se traduit par son plus ou moins d'activité en face
du moins ou du plus d'activité, c'est-à-dire de virulence
de la graine, ledit terrain peut être dit bactéricide ou
bactériphobe dans le premier cas, bactéricole ou bacté-
riphile dans le second, et cela dans des nuances infinies
comme les individualités. Or, qui ne sait que l'hérédité,
c'est-à-dire le croisement des espèces, ne livre autre
chose que des activités supérieures ou inférieures, c'est-
à-dire des qualités ou des défauts ! C'est par la sélection
des qualités que l'on poursuit l'amélioration des races
animales, il est regrettable que la sélection de la race
humaine ne se poursuive pas de la même façon.

L'hérédité de la graine, hérédité directe, n'est guère
recevable ! Existerait-elle uniformément, elle n'empêche-
rait pas l'hérédité du terrain et la lutte continue de ces
deux vies ennemies, vie de la graine, vie du terrain.

Le Pr Landouzy définit cette hérédité du terrain, dans
les termes suivant : « Alors même que les mères tuber-

culeuses ne transmettent qu'exceptionnellement la graine,
elles créent un état diathésique qui non content de mener
à toutes les déchéances est particulièrement bacilliphile » (1). Nous aurions aimé à connaître par son nom
cet état diathésique ou constitutionnel, mais puisqu'il est
bacilliphile, il ne peut être qu'un état général de moindre
résistance, c'est-à-dire de débilité ou de faiblesse organique. Et cet état général une fois créé se livre et se
continue, nous dirions même se continue et se livre
beaucoup plus qu'il ne se crée de nouveau, puisqu'il est
déjà créé. Mais il se perpétue à l'état physiologique
d'abord et cela tant de parents tuberculeux procréant des
enfants qui deviennent tuberculeux par contagion, si l'on
veut, c'est-à-dire par réceptivité de la graine sur le terrain, que de parents non tuberculeux engendrant des
enfants qui le deviennent également.

L'examen du problème de l'hérédité dans le sens de
la tuberculose nous a toujours paru pécher par ce point,
que toute l'étude a porté sur l'hérédité de parents tuberculeux et beaucoup moins ou pas sur l'hérédité de parents non tuberculeux. L'hérédité de père et de mère
tuberculeux n'étant pas fatale, il n'y a en somme que le
terrain pour faire la résistance à cette non-fatalité. De
même pour l'hérédité de parents non tuberculeux aboutissant néanmoins à la tuberculose des enfants, et c'est
la majorité des cas, il n'y a que l'hérédité du terrain
pour constituer une disposition. Or, faire intervenir le

---

(1) « Ce que, en matière d'hérédité tuberculeuse, le bacille for-
çant les barrières placentaires adultérées n'arrive à faire qu'exceptionnellement, la tuberculine maternelle par imprégnation fœtale
le réalise journellement. Communément, la diathèse du fils est
créée de toutes pièces, au contact de la toxhémie maternelle et
cet état diathésique tout spécial, fait de tuberculine, constitue
l'hérédo-tuberculose atypique (4e Congrès de la tuberculose,
1897). »

terrain, au cas de résistance, c'est faire intervenir des
activités ou des qualités physiologiques. Faire intervenir
le terrain, au cas de non-résistance ou de disposition,
c'est faire intervenir des activités amoindries ou des
défauts physiologiques.

C'est dans la fonction de l'organe qui n'est autre que
la mise en jeu de son activité que ce physiologisme se
résume.

Quand vous aurez un pouls calme, égal, plein, à bonne
tension (dépassant 15° au sphygmomanomètre) compris
entre 60 et 70 pulsations, etc.; présentant les caractères
d'un cœur bradycardique, que le mouvement augmentera
à peine de 4 à 5 pulsations, que le bain et la douche fe-
ront baisser du même nombre, quand les réactions seront
égales aux actions, c'est-à-dire que les poussées conges-
tives générales et locales seront réglées, mesurées, de
façon à ne pas dépasser la provocation..., vous aurez un
cœur et un système vasculaire forts, vous aurez un physiologisme cardio-vasculaire de force.

Quand vous observerez un pouls rapide, dans le repos
comme dans le mouvement (100 à 110 pulsations), que
le bain ou la douche ne pourront faire baisser, quand les
réactions manqueront (refroidissement général ou local)
ou seront exagérées, dépassant de beaucoup la provocation (rougeurs de la face après le repas, épistaxis, etc.),
ou amenant une perturbation quelconque (frisson, nau-
sée, etc.), vous aurez un cœur et un système vasculaire
faibles, vous aurez un physiologisme cardio-vasculaire de
faiblesse.

Vous direz d'un ascensionniste alpin ou pyrénéen qu'il
possède du dynamisme pulmonaire... De son opposé,
suant, haletant sur le moindre monticule, vous direz
qu'il manque de poumons, qu'il a des poumons faibles.

D'un homme à appétit égal, régulier, sous les influences excitantes comme dépressives, aux digestions sim-

ples et faciles, etc., vous direz qu'il a un physiologisme de force des fonctions digestives d'autant plus qu'il a des digestions parfois lourdes et que ces lourdeurs passent par l'abstinence, etc.

D'un homme à appétit inégal, irrégulier, spontanément ou sous des influences dépressives,... avec tendance diarrhéique, vous direz qu'il a un physiologisme de faiblesse des fonctions digestives.

Physiologisme de faiblesse aussi des fonctions cérébrales chez le gros dormeur qui se réveille fatigué de son long repos, chez l'indifférent aux choses de l'esprit, chez le nervosique extrême « que le pli d'une feuille fait saigner », ainsi que G. Sand le disait de l'illustre compositeur Chopin...

Physiologisme de force des mêmes fonctions, chez l'homme vif, impressionnable..., chez l'homme d'action..., chez l'homme de pensée..., chez l'homme de devoir..., chez l'ambitieux...

Et de même des autres fonctions, fonction hématopoiétique, vocale, diurétique. — Toutes représentent des qualités actives ou des qualités passives, du stimulus ou de l'asthénie. Comme le physiologisme de force est l'attribut de l'arthritisme ou des arthritiques et le physiologisme de faiblesse l'attribut du lymphisme ou de la lympho-scrofule, chacun de ses physiologismes reçoit ainsi son nom générique ou de nature.

Il importe ici de relever une erreur contre laquelle l'observation proteste. — Abandonnant l'hérédité directe (1) comme cause la plus commune de la tuberculose, la majorité des auteurs accepte qu'elle est ordinairement acquise par contagion. Cette contagion frappe

---

(1) Bacille déposé dans l'organisme du fœtus soit par le sperme du père, soit par le sang de la mère à travers le placenta.

les faibles de nature et les forts aussi, car les qualités actives n'étant pas absolues, elles peuvent être affaiblies par des causes prédisposantes et de ce fait, voilà l'organisme, le terrain devenu consentant, c'est-à-dire prédisposé ! Si le besoin de juger devenait un peu supérieur au besoin de décrire, il viendrait alors à l'idée de montrer que les forces de la vie sont supérieures aux forces physiques qui les influencent et que si celles-ci les impressionnent, elles ne changent pas leur nature. Pensez-vous que des raisons d'affaiblissement quelconque vont changer l'orientation fonctionnelle et organique d'un fort arthritique et faire qu'il ne sera plus disposé à se traduire en physiologisme de force et à produire des lésions de même nature, c'est-à-dire des néoformations s'organisant ? Que cette disposition puisse être contrariée, atténuée, retardée, par des conditions dépressives, la chose est sans conteste, mais il arrivera toujours un moment où la vieillesse du tissu se déterminera dans le sens de la disposition.

Prenez l'état constitutionnel opposé où la faiblesse fonctionnelle domine et qui aboutira aux lésions matérielles de même ordre ! Pensez-vous que les conditions les plus stimulantes puissent transformer ce fonctionnement et de passif le rendre actif. Tout autant dire qu'on peut transformer par l'alimentation et les conditions extérieures un quart de sang en un pur sang et concevoir ainsi les lois de la sélection naturelle inhérentes à l'hérédité seule. Quel service on rendrait aux producteurs et à l'élevage en général, s'il en était ainsi ! Et si les conditions dépressives ont ici une influence dans le même sens que ces qualités négatives, qui ne comprend que ces qualités en moins ne sortent pas d'elles, bien qu'influencées par elles. Il reste donc établi que la disposition est un fait intérieur et non extérieur, permanent et non accidentel, dès lors constitutionnel, tenant aux conditions héréditaires et non à ces causes dites prédisposantes et empruntées aux milieux (climats, altitudes, professions) et à ces maladies qui préviennent ou accompagnent la phtisie, bronchite, grippe, fièvres éruptives, toutes causes qui ne peuvent rien sur la germination de la tuberculose sans la disposition. Ces considérations étant dans la réalité, sont-elles acceptéss dès lors ? oui, dans les travaux de critique ; point, dans les traités descriptifs, dits classiques. Nous lisons dans la *Revue de la Tuberculose* de 1894 le passage suivant qu'on ne saurait assez réfléchir.

« La première des conditions pour contracter la tuberculose relève du terrain. Il faut une appropriation, une prédisposition de terrain organique et cette prédisposition ne se crée pas, elle est innée, relève de l'hérédité. Les causes adjuvantes, comme le surmenage, la misère physiologique, le confinement, le séjour prolongé dans un air vicié, l'alcoolisme, la syphilis, etc., ne créent pas cette prédisposition, elles ne font que la réveiller.

« Aussi cette prédisposition innée est-elle indiquée souvent par des malformations congénitales, des stigmates morbides, dont les plus cités sont la luxation congénitale de la hanche, des difformités de la voûte nasale, de la voûte palatine, des hernies, des dents mal implantées, des testicules inclus, de l'atrésie du méat urinaire,... une asymétrie de la face. Ils se poursuivent dans des états pathologiques, tels que convulsions infantiles, strabisme, retards dans l'apparition des dents, déviations rachidiennes, bégaiements, tics, chorée..., etc., rendant plus redoutables les actes physiologiques, comme l'accouchement, l'âge critique (*Revue tub.*, 1894, Ricochon). »

Nous connaissons le terrain de faiblesse fonctionnelle, c'est celui de la lympho-scrofule, c'est celui de la phtisie, car toute phtisie est faite d'un fonctionnement de faiblesse, nutrition comprise. Il y a donc parité entre les deux termes. C'est cette parité que la tradition a faite et conservée : la question de terrain était en effet tout autrefois. Depuis Sylvius, Morton, jusqu'à Bayle, Baillie, Portal, Alison, la phtisie est considérée comme une maladie scrofuleuse ou issue de la constitution scrofuleuse, bien que le tubercule apparût comme une lésion, à part, spéciale nous disons aujourd'hui spécifique.

Graves va plus loin : un malade peut succomber à une bronchite scrofuleuse, sans pneumonie et sans tubercule : il n'en est pas moins tuberculeux, mais tuberculeux sans tubercule. Graves préludait ainsi sans le dire, et probablement alors sans le savoir à la mise en évidence de la phtisie fonctionnelle dont nous allons bientôt parler. — Gendrin rentrait dans la même idée : le tubercule était un produit à part, puisqu'il n'était pas inflammatoire, ni organisé, ni organisable. Sa cause était la scrofule dont la phtisie n'était qu'une variété. Où en sommes-nous actuellement sur ce rapport de la lympho-scrofule avec la tuberculose ? Pour la majorité des auteurs, le milieu humoral scrofuleux est un de ceux qui sont le plus favorables à la germination de la tuberculose (1) ». Mais il est des opposants, et cela parce que l'observation apprend ou plutôt est soi-disant apprendre (observatio fallax !) que si les tuberculoses locales ne sont pas rares chez les scrofuleux, la tuberculose pulmonaire est chez eux une exception (2).

Nous dirons, nous, s'il nous est permis de nous citer : « Que la phtisie est toujours scrofuleuse, qu'elle ne peut être que cela, parce que maladie toute de faiblesse organique nous ne rencontrons la faiblesse organique que

------

(1) Bouchard. Art. phtisie, Marfan, t. 4, p. 400.
(2) *Loc. cit.*, p. 600.

dans la lympho-scrofule. Et nous allons expliquer l'erreur des opposants.

Le physiologisme de faiblesse mène-t-il seulement à la phtisie ? Mais il mène à toutes les maladies simples ou spécifiques. N'a-t-on pas signalé leurs rapports et notamment les rapports de la tuberculose et de la diphtérie (1) ? Quelle maladie reçoit plus de complications que la phtisie ! L'idée de cause étant toujours individuelle renferme autant de nuances que d'individus et la phtisie répond à une scrofule mesurée, ici poussée à ces dernières limites. Ce ne sont donc pas tous les scrofuleux, c'est une catégorie de lympho-scrofuleux qui forment le champ de la phtisie. Que la mesure de la scrofule soit moindre ou atténuée par le métissage — nous allons voir en quoi il consiste — et nous arriverons à cette série de faits cités par Arloing de tuberculoses locales en dehors de la tuberculose pulmonaire ; et alors ces lésions scrofulo-tuberculeuses apparaîtront comme la manifestation d'une tuberculose atténuée (2) — et atténuée par le terrain sur lequel elle a germé — et nous ne nous étonnerons pas de voir l'expression du fait renfermée dans cette formule bactériologique : « Le virus tuberculeux est pathogène pour le cobaye et le lapin, le virus scrofulo-tuberculeux tuberculise le cobaye, mais épargne le lapin ».

Mais les conditions héréditaires sont doubles, puisqu'il y a une ascendance paternelle et maternelle et que, d'un autre côté, il est un double physiologisme, que nous

---

(1) Revilliod, de Genève, *Rev. tub.*, 1894.

(2) Les expériences du laboratoire ont démontré à M. Arloing que si, en général, les tuberculoses chirurgicales respectent le lapin, il n'en existe pas moins pour elles toute une gamme de virulences ; elles arrivent parfois à être aussi infectantes que les lésions viscérales.

avons appris à connaître, qui s'allie dans une variété sans fin. Or, prenez dans leurs variétés infinies ces résultantes issues de deux vies qui se sont pénétrées dans leurs qualités et leurs défauts et vous aurez ces individualités sans nombre de tuberculeux, faites de disposition et de résistance, ici de plus de disposition que de résistance, là de plus de résistance que de disposition, qui font les formes de la tuberculose et leur aboutissant, la mort rapide ou la mort lente, les trêves, la semi-guérison, parfois la guérison.

Le physiologisme de force, c'est-à-dire l'arthritisme dont il dérive fait donc la résistance à la tuberculose. Il la fait par ses qualités actives fonctionnelles, par ses lésions matérielles (emphysème, athérome), celles-ci descendant de celles-là. A ce titre, il peut être dit antagoniste de la tuberculose. « L'emphysème qui, comme le dit excellemment Bard, de Lyon, est l'expression d'une évolution scléreuse, c'est-à-dire lente et bénigne et s'accompagne de lésions atrophiques et d'une évolution fibreuse de tubercules, n'est pas un motif d'arrêt de lésion par lui-même, mais *est l'effet particulier d'une cause générale qui commande cet arrêt*. Au surplus, les vaisseaux sanguins, condition de reproduction tuberculeuse, sont oblitérés par l'emphysème, les cloisons cellulaires qui les portent sont atrophiées. L'antagonisme est donc local et général ». On ne peut ni mieux penser ni mieux dire. Et le même auteur fait non moins justement remarquer qu'il n'y a pas d'asystolie quand il existe des lésions calcaires de l'endocarde (*Soc. M.*, Lyon, février 1894).

Dans le 4° Congrès de la tuberculose, nous trouvons des considérations très justes, confirmatives de celles que nous vous exposons. « Les observations m'ont appris, écrit notre distingué confrère Villanava, qu'il y a des bacillaires que rien ne peut sauver, tandis que d'autres,

au même degré de la lésion, voire même à une période
plus avancée du mal, se sauvent néanmoins d'une façon
qui semble miraculeuse. Théoriquement, la tuberculose
est seule et unique. En clinique, elle varie avec les sujets.
La tuberculose est avant tout une affection générale avant
d'être une affection locale. C'est l'organisme tout entier
qui doit opposer la résistance et non le poumon seul.
L'arthritisme seul ou l'artério-sclérose immunise ou gué-
rit définitivement la phtisie pulmonaire ».

Dans un travail des plus intéressants sur les trèves de
la tuberculose pulmonaire, trèves comprises entre quinze
et trente ans (1), M. le D' Petit constate que tous les malades qui en ont bénéficié étaient nés de parents arthritiques, et que dans ce cas, l'élément arthritique l'empor-
tait sur l'élément tuberculeux. Nous dirons plus loin en
quoi et comment l'élément arthritique modifie la tuberculose dans son évolution et sa fin.

Au demeurant et malgré des dissonances particulières,
des réticences nombreuses qui souvent sont des contra-
dictions, un certain accord se fait parmi les auteurs et il
nous faut citer la réflexion exprimée par M. Marfan dans
son remarquable article du traité de Médecine du P' Bouchard, à propos de ces hommes *les plus robustes et les
mieux constitués que la tuberculose emporte.* « Chez
ceux-ci cependant rien n'est plus fréquent comme de
trouver à l'origine de la phtisie un état physiologique
ou pathologique qui a mis l'organisme en état de moindre résistance (2) ». Voilà enfin un appel à l'état physiologique ! Ce qui n'empêche que le même auteur ajoute
peu après : « La goutte et le rhumatisme ne constituent
pas des maladies antagonistes de la phtisie et ne paraissent pas non plus réaliser une prédisposition ».

____

(1) *Rev. tub.*, 1896-97.
(2) *Loc. cit.*, p. 592.

Si la phtisie est une maladie de faiblesse, il n'est pas possible de n'en pas saisir l'expression dans toute son évolution comme dans sa fin ; mais à travers des lésions spéciales ou communes, il faut savoir la discerner. Parfois cependant, c'est un des temps premiers de l'évolution qui en donne plus exactement la traduction, quand ce n'est pas une fin subite.

Quoi qu'il en soit, c'est le phénomène fonctionnel qui, en l'exprimant, lui donne sa forme. Il est donc une *forme fonctionnelle de phtisie*. Comment se fait-il qu'elle ne soit pas admise ni citée explicitement par les auteurs ? c'est qu'ici — sans vouloir faire une profession de foi doctrinale — le jugement de la phtisie est tellement lié à ce principe qui est de subordonner le phénomène et son dérivé, la lésion, à une même raison d'être constitutionnelle, au lieu de faire du premier la déduction du second, qu'il n'est pas possible d'en sortir sans fausser le sens de la maladie, c'est-à-dire chercher la pathogénie du fait là où elle ne se trouve pas.

Aux exemples à prouver la réalité de cette forme.

Je fus consulté, il y a quelques années, par un de mes amis, qui m'amena sa jeune femme. Celle-ci, issue de père et de mère lymphatiques — qui vivent encore — ne présentait qu'une faiblesse fonctionnelle générale, en particulier une dépression des forces qui lui rendait fatigants même les soins de sa toilette, après un long repos de la nuit et de la matinée. Pas la moindre apparence de lésion, du reste, ainsi que l'avaient reconnu deux maîtres incontestés. Sur cette faiblesse générale, je n'hésitai pas à diagnostiquer une phtisie fonctionnelle, qui devait, dans un avenir rapproché, finir par la lésion tuberculeuse. Un an après, en effet, la lésion tuberculeuse se montra, évolua et la mort survint au passage du second au troisième degré.

J'ai donné mes soins, il y a quelques années, à un ecclésiastique de trent-huit ans, dans ces conditions: membres puissants et forts, taille développée, poitrine large, toutes les apparences de la force. Il était porteur depuis un an d'un testicule tuberculeux. Son médecin l'avait envoyé à Cauterets pour prévenir l'envahissement pulmonaire, si possible. La médication thermale fut bien supportée, une première année. L'année suivante le traitement débutait, quand un jour, le patient, qui n'avait jamais présenté le moindre signe du côté des poumons, fut saisi, au milieu de son apparence de santé, d'un véritable anéantissement fonctionnel : perte absolue de forces, voix faible, inappétence complète. L'absence de réaction — le pouls ne donnait pas plus de 60 pulsations — frappa tellement le médecin de l'hôpital où je crus devoir l'envoyer, qu'il fut près de conclure à une simulation. En l'espace de six jours, nous assistâmes à l'achèvement de sa décadence fonctionnelle : le pouls tomba à 48 pulsations, les lèvres devinrent peu à peu violettes, les extrémités se refroidirent et le malade mourut d'asphyxie lente, n'ayant pas plus de 20 respirations par minute et sans avoir présenté le moindre symptôme thoracique.

J'ai vu mourir un de mes amis, homme de quarante ans, lympho-arthritique, dans les conditions suivantes : sec, maigre, sa nutrition était en souffrance, en ce sens qu'il n'assimilait pas. Il perdit à vingt mois un *enfant de méningite* sans que la mère, d'une santé exceptionnelle, pût être incriminée.

Depuis quelques années, soit au début, soit à la fin de l'été, il subissait quelque crise d'asthme avec léger état catarrhal qui se terminait toujours favorablement, mais qui s'accompagnait d'un fort degré d'oppression et d'un état général de faiblesse assez prolongé. Un jour et dans le moment d'un bon état de santé apparent, il est repris, vers le milieu de septembre, de sa crise d'asthme dans les conditions ordinaires. En même temps dépression des forces, atonie des fonctions digestives. Le 3ᵉ jour, la respiration s'embarrasse encore davantage, sans toux, à peine entend-on à la base du poumon droit 3 à 4 râles sous-crépitants plutôt secs, l'inspiration est profonde, on dirait qu'elle se fait à vide, sans soulagement, la fonction respiratoire semble *paralysée* et le lendemain, le malade meurt d'une syncope.

Où le champ de l'observation est-il plus particulier que dans le monde des *sanatoria*. C'est là que vous rencontrerez les faits dont je vous entretiens dans toute leur réalité. Vous connaissez le sanatorium d'Argelès fondé par un de nos confrères de Cauterets. Il ne reçoit que des petites filles issues de phtisiques, aussi l'étude de l'hérédité peut-elle s'y faire et s'y poursuivre..... Après 8 à 10 ans de villégiature occupée en plein air, quand ces enfants devenues jeunes filles ont à user de leur liberté, quelques-unes se placent à la campagne, recherchées au surplus qu'elles sont chez des familles qui s'intéressent à leur sort. C'est dire avec quelle douceur et avec quels soins, quels ménagements et quelle sollicitude elles sont traitées au point de vue de leur travail ! Il y a trois ans, une jeune fille de vingt ans, qui depuis trois mois était placée dans une famille plus qu'aisée et sortie du *sanatorium*, fut trouvée morte dans son lit, alors qu'elle s'était couchée dans l'état le meilleur en apparence.

Rappelez vos souvenirs et vous retrouverez des faits de cette nature !

La forme de phtisie fonctionnelle existe donc. — Si nous n'étions pas égarés, répétons-le, par cette fausse conception qui ne tient compte du phénomène qu'autant qu'il paraît soulevé par une lésion organique, nous saurions voir cette forme fonctionnelle telle qu'elle sort du physiologisme, c'est-à-dire sous sa *forme essentielle*. Elle apparaît ainsi, non seulement au milieu de lésions spéciales, mais même quand une maladie commune la complique, comme la bronchite, celle-ci participant au surplus de sa nature ; même quand une évolution aiguë y a transformé le mode. Expliquons-nous. Quand une bronchite se présente sous les caractères d'un catarrhe à sécrétion jaune homogène et liquide, sans réaction locale (pas de râles ou râles humides, souffles bronchiques, toux médiocre et simple), sans réaction générale du moment, vous pouvez prononcer le nom de catarrhe lympho-scrofuleux. Soyez assurés qu'en un moment donné, en dehors du bacille de Koch, la fièvre peut s'allumer et avec les cocci pyogènes, — les mêmes qui forment des lésions de bronchite, de broncho-pneumonie à côté de foyers tuberculeux — faire une évolution vive du mal (1). J'eus, il y a quelques années, une consultation avec un de mes confrères de Cauterets, au sujet d'une jeune fille de vingt ans qui s'offrait dans les conditions de catarrhe que je viens de rapporter, la fièvre était vive et continue. Sur un examen négatif des poumons et des autres organes, le diagnostic « fièvre de consomption » fut fait avec pronostic fatal. Quelques jours après, la patiente succombait sans chute de la fièvre. Je m'étais renseigné au point de vue des antécédents. Une sœur était morte phtisique.

Voilà la bronchite scrofuleuse de Graves, la phtisie bronchique sur lésion commune, tantôt avec microcoques pathogènes seulement, tantôt avec les mêmes et la bactérie spécifique. Cette forme simple est d'autant plus à accepter que d'un autre côté on voit communément des bronchites plus ou moins localisées avec bacille de Koch, guérir, c'est-à-dire être débarrassées de leur bacille.

---

(1) C'est le pendant, le parallèle de la fièvre prégranulique de Landouzy et Cuffer.

Forme également bronchitique mais plus localisée, que ces dilatations bronchiques que l'on surprend dans les fosses sus et sous-épineuses, à la partie interne, contre la racine des bronches. On entend là un souffle avec quelques râles humides à la toux.

Mais c'est surtout sous la forme chronique que la bronchite du lymphatique se rencontre et la phtisie de même nom (phtisie bronchique). Comme le mode respiratoire traduit ici l'asthénie, il ne nous étonnera pas de trouver des signes bronchiques qui la représentent et qui dérivent d'un même physiologisme dont nous parlerons plus loin. Le souffle bronchique dans toutes ses nuances est un de ces signes ; il exprime tant le retentissement de l'air dans des conduits qui manifestent une tendance à la dilatation, à travers un tissu vésiculaire plus gonflé, plus plein, qu'expansif et développé, que le retentissement de la respiration laryngienne et trachéale. Nous verrons plus loin, quand nous étudierons l'effet de la médication sulfureuse, comment ces souffles apparaissent, se multiplient, modifient leur timbre.

L'expuition muco-purulente est en général copieuse, liquide homogène plutôt que visqueuse, souvent accompagnée et mêlée de filets sanglants ; elle provoque de gros râles humides qui prennent souvent les caractères du gargouillement et exclut par sa passivité les râles sonores.

Il est rare que ces bronchites ne soient pas précédées d'une ou plusieurs hémoptysies, que celles-ci ne se renouvellent pas dans leur cours.

De même, il est aussi commun que dans l'ordre de trouver au niveau des souffles bronchiques des matités relatives, c'est-à-dire moins accentuées que dans les formes parenchymateuses et qui s'atténuent considérablement sous les traitements thermaux.

Nous savons ce qu'est l'état général et combien il est en rapport de nature avec la bronchite.

Aussi est-ce de son relèvement qu'est fait l'amélioration et la guérison du moment de ces catarrhes symptomatiques toujours atténués, jamais complètement guéris, qui rendent dix, douze ans, les patients tributaires des stations hibernale et estivale.

Dans un cas, mon sentiment fut vivement sollicité par un père de famille qui m'amena son fils de 17 ans, présentant à la partie interne de la fosse sus-épineuse un de ces souffles de dilatation ne s'entendant qu'à la toux et qui intriguait fortement le médecin ordinaire. Comme le traitement thermal avait été assez bien supporté et plutôt à froid, je m'écartais de la réserve première et je fus assez rassurant. A deux mois de là, un accès spontané aigu emporta le jeune homme. — Dans un second cas, ce fut pour une jeune fille de vingt ans que je fus consulté. La lésion était la même et avec les mêmes caractères : souffle local avec retentissement de la voix à la toux et quelques légers râles humides. Il s'agissait de savoir si elle pouvait épouser un jeune confrère. Le père de la jeune personne dans ses interrogatoires et devant mes réserves ne s'éloignait pas des extrêmes : « Ce n'est alors rien » quand j'avais lieu d'être rassurant ; « C'est donc grave », quand je l'étais moins. Au surplus, je ne voulus pas être observateur et appréciateur en place du confrère et, comme celui-ci ne m'avait pas demandé mon sentiment, je me gardais bien de le lui donner.

Sur le même plan, il nous reste à mettre la forme hémoptoïque, la forme hémoptoïque *passive* s'entend. Elle est en général préparée par un physiologisme cardio-vasculaire, tel que les réactions dépassent les actions provocatrices dans toute mesure. C'est dans la partie découverte de l'organisme, c'est-à-dire dans la région céphalique, que cette réaction intensive se montre après un repas, une marche ordinaire. — Vous connaissez les caractères de ces hémoptysies : abondantes, récidivantes, rebelles à toute médication, parce que dans tous les organes règne la même asthénie. Et alors, si vous révulsez du côté des intestins, pour si minime que soit cette révulsion, ne vous étonnez pas de lui voir provoquer de ce côté une évolution morbide. J'ai pu voir dans une circonstance, o,07 centigrammes de tartre stibié arrêter complètement une hémoptysie, mais provoquer une entéro-péritonite qui enleva dans trois jours un jeune homme de vingt ans.

Et si nous interrogeons toute fonction, comme elle nous répond dans le même sens de l'asthénie. Voyez le cœur ! il est en tachycardie et il n'en sort pas ; l'abaissement de la tension artérielle est la règle (10 à 15 c. Marfan). Et où aboutit-il ainsi fonctionnellement? à la dilatation et, avec elle, à l'asystolie, à l'hémoptysie apoplectique (1). Et la nutrition ! Quelle déchéance organique ? Déperdition exagérée des chlorures, des phosphates, hyperazoturie (2) et parfois s'ajoutant : un peu de diabète, de l'albuminurie légère.....

C'est là le mode chronique, à évolution apyrétique (phtisie torpide), pour une série.

Il est une autre série chez laquelle le mode aigu apparaît, l'organisme n'offrant pas de résistance, la graine étant tout, c'est-à-dire se multipliant à l'infini... Et alors se rencontrent les diverses formes anatomiques. Parmi les formes parenchymateuses (*Bard*), les formes caséeuses, *forme caséeuse lobaire* à lésion massive, *forme caséeuse extensive* correspondant aux cas décrits sous le

---

(1) A une période avancée de la maladie, on observe aussi des morts subites par syncope.

(2) Dans des conditions vitales opposées, c'est au contraire le ralentissement de la désassimilation que l'on observe, diminution de l'urée, de l'acide urique, des sulfates, des phosphates, des chlorures, malgré la fièvre.

nom de phtisie galopante et dans laquelle l'ulcération se creuse rapidement dans des foyers d'infiltration caséeuse ou de broncho-pneumonie, forme caséeuse congestive, forme fibro-caséeuse localisée, stationnaire ou extensive, envahissante. Dans les formes bronchitiques, les bronchites capillaires aiguës, les broncho-pneumonies subaiguës (1), les bronchites *chroniques tuberculeuses*.

Dans les formes granuliques, la granulie généralisée subaiguë, la granulie généralisée à forme caséeuse.

Et comme complications : la dilatation bronchique, la pneumonie catarrhale lobulaire, la pneumonie fibrineuse lobaire avec microcoques pathogènes et subissant la dégénérescence caséeuse avec l'envahissement du bacille de la tuberculose.

Et comme les lésions matérielles se trouvent en rapport avec les lésions fonctionnelles, on voit survenir la dégénérescence graisseuse du cœur, des névrites parenchymateuses périphériques faites d'anesthésie, de parésie....., le gros rein blanc.

Mais ce n'est pas tout. Les signes en lesquels se traduit le fonctionnement du poumon portent les caractères de leur nature et revêtent leur cachet d'espèce. Serait-ce donc que le lympho-scrofuleux respirerait autrement que l'arthritique? Certainement. Serait-ce que le physiologisme de la respiration modifierait ses signes aussi à l'infini, de façon que la fonction pulmonaire resterait individuelle? Certes, et il le faut pour la définition du physiologisme et son sens causal.

Donc, si vous auscultez un lympho-scrofuleux, de par l'état de la vitalité de son tissu pulmonaire, vous entendrez des respirations tout autant laryngienne que trachéale, que bronchique, un type de respiration que nous

____

(1) Produit d'une infection ordinairement mixte.

nous permettons d'appeler *inorganique* de par les caractères de passivité qu'il reflète. Avec cela, augmentation, retentissement de la voix, bronchophonie, etc... L'effet de stimulation que vous obtenez par la médication sulfureuse ne fait qu'accentuer ces signes et parfois les fait apparaître. Il nous souvient combien nous étions surpris au début de notre pratique à Cauterets, quand nous observions cette modification des signes bronchiques. Il nous paraissait que nous avions méconnu des accidents *cavitaires*, que nous n'avions pas remarqué des râles humides alors qu'ils venaient de naître sur l'excitation de la douche.

Tout autre est la respiration de l'arthritique. Chez lui, on n'entend que la respiration vésiculaire, toute respiration laryngienne et bronchique se fond en elle ; tout prend un caractère de vitalité tel que l'appellation de *respiration vitale* lui convient en tous points. Les modifications qu'un peu moins d'élasticité de la vésicule ou son atténuation sur l'envahissement de l'emphysème lui ajoutent ne changent en rien ces qualités respiratoires, la respiration devient seulement un peu plus obscure, etc.....

De ces observations il résulte que la respiration est spéciale chez le lympho-scrofuleux, spéciale chez l'arthritique, spéciale chez le lympho-arthritique et individuelle chez chacun. Les auteurs ne semblent pas avoir été en éveil sur ces différences fonctionnelles d'espèce ; la plupart n'ont même pas vu les différences individuelles. Quelques-uns seulement ont observé ces dernières : « A l'état normal, écrit le Dr Marfan (1), surtout chez la femme, on peut percevoir au sommet droit un son plus obscur, une respiration plus rude, une expiration plus

____

(1) Traité de médecine. Bouchard, t. 3, p. 65o.

prolongée, des vibrations vocales plus intenses, une bronchophonie plus marquée qu'au sommet gauche..... »

Chez des individus cachectiques fonctionnellement, comme chez des individus sains, Kernig, puis Heitler (de Vienne) ont appelé l'attention sur des foyers de matité des sommets sans lésions. Ils en donnent, il est vrai, comme explication, que le poumon n'entrant pas en jeu dans toutes ses parties dans la respiration normale, les lobules conçoivent une espèce d'atélectasie normale.

Nous en dirons autant de l'affaiblissement du murmure vésiculaire, de la respiration saccadée, de l'expiration prolongée, de la *respiration rude*. Je reçus il y a quelques années, de M. le Pʳ C., un grand et superbe garçon, fort, bien musclé, mais au teint très mat, présentant au sommet droit avant et arrière de l'expiration prolongée. J'avais peine à croire à un début de tuberculose, — car tel était le diagnostic — tant l'état général et les formes extérieures me semblaient protester contre le fait. L'idée me prit, pour juger du dynamisme pulmonaire, de faire monter le patient à la Raillère, c'est-à-dire à 70 mètres d'altitude au-dessus de Cauterets et à 1 800 mètres de distance. « Il y a des bancs sur le chemin, lui dis-je, si vous êtes ou fatigué ou essoufflé, vous vous reposerez et continuerez votre route ensuite. » Moins d'une heure après, il était chez moi, ayant franchi le parcours d'emblée, sans oppression et à bonne allure. Je pus dès lors le rassurer, mais comme enfin le signe était là bien évident, et qu'il signifiait quelque chose, le jugeant par rapport à son teint, je lui dis : vous devez avoir du catarrhe latent, nous allons le démasquer, prenez un bain sulfureux et ne vous étonnez pas si vous expectorez. Jamais événement ne justifia mieux une prévision et quand le patient rentra : « J'ai tant expectoré, me dit-il, que si vous ne m'aviez pas averti de ce qui pouvait m'arriver, effrayé, je repartais pour Paris ». Ce catarrhe plus ou moins limité au sommet passa rapidement par le traitement thermal et le signe avait disparu. Nous n'en déclarons pas moins la valeur des signes prémonitoires : affaiblissement du murmure vésiculaire, rudesse de la respiration, inspiration basse, expiration prolongée et haute, augmentation des vibrations thoraciques. Mais avec M. Marfan, nous dirons que : « Si ces signes ont une grande valeur quand ils accompagnent soit la fièvre vespérale, soit des phénomènes fonctionnels généraux, isolés, ils n'ont pas la même valeur. Nous les avons vus tantôt disparaître, tantôt rester stationnaires, etc. (1). »

Je me hâte de revenir à ce rapport du phénomène avec le terrain dans l'évolution de la maladie. Jusqu'ici, nous avons saisi l'élément fonctionnel « faiblesse » et reconnu dans les éléments morbides….. Mais, effet du métissage, voici que cet élément « faiblesse » ce physiologisme disons mieux, est traversé ou atténué par un physiologisme opposé, le physiologisme de force ou *sthénie*. Que va-t-il arriver ? C'est que cet élément sthénie va se réveiller, apparaître dans tous les organes, sous forme *d'activité physiologique* ou *d'activité pathologique*, c'est-à-dire d'élément morbide et pendant ce temps, l'évolution de la lésion organique se ralentira, se transformera par un mouvement nutritif de vie, c'est-à-dire de néo-formation fibroïde.

Le Dr Albert Robin (2) pose comme axiome que, dans la première période de la phtisie chronique, l'urine est augmentée, diminuée dans la troisième.

« Il se peut, ajoute l'auteur, que dans certains cas,

(1) *Loc. cit.*, p. 650.
(2) *Arch. gén. méd.*, 1894.

cette polyurie du début soit essentielle et antérieure à la tuberculose à laquelle elle a préparé le terrain. » Ce possible est, croyez-le, une réalité. Mais le fait est personnel et reste tel comme le fait que la polyurie est ou simple ou phosphaturique et le terme de polyurie prétuberculeuse n'est pas fait pour la rendre spéciale.

Dans le cours de la phtisie, des crises de polyurie semblables et transitoires apparaissent chez les mêmes, ce qui enlève un crédit à l'idée qui fait ces polyuries tributaires de l'infection tuberculeuse. En effet, comme d'autres fois, la quantité des urines n'est pas troublée, qu'il y a même de l'oligurie, l'anurie totale étant rare, il arriverait que la même infection tuberculeuse produit, soit la polyurie, soit l'oligurie, et d'autres fois laissent les urines intactes. Le physiologisme fonctionnel intervient donc et le terrain commande dès lors à la graine. Il en est de même de la déminéralisation organique qui, arrivant avant l'invasion bacillaire, fournit des documents intéressants à l'étude de la prédisposition à la tuberculose (1).

Examinons la fonction digestive. — Au fond et quand on est fidèle au principe qui fait le phénomène tributaire de la cause constitutionnelle, on reconnaît que les phénomènes se présentent sous deux apparences ; dans l'une, un appétit inégal, irrégulier, capricieux, est en rapport avec de la dilatation stomacale, de l'hypochlorhydrie et une tendance diarrhéique : c'est cette symptomatologie que nous rencontrons dans la phtisie du lympho-scrofuleux. Sous une autre apparence, un appétit plutôt égal,

---

(1) Au-dessous de 30 grammes de matières solides, la déperdition est en rapport avec une aggravation de la maladie, sauf si l'augmentation du poids du malade compense cette déperdition. — Des complications précipitent leur abaissement (granulie, pneumonie, méningite). *Soc. Méd. Hôp.*, 1895. Robin.

une langue rouge est en rapport avec des douleurs digestives, des sensations de brûlure, des crampes, de l'hy-
perchlorhydrie......, de la constipation.

Comme ce syndrome gastrique, hyperpepsie, est très
souvent antérieur au développement de la lésion pulmonaire, Bourdon, notre ancien président, de regrettée
mémoire, le désignait sous le nom de dyspepsie prétuberculeuse...... C'était donc bien là des conditions vitales
antérieures, par conséquent continuées...... — Ajouter
que ce trouble fonctionnel se termine ou peut se termi-
ner par des lésions de gastrite (1) n'est en rien changer
l'interprétation du processus représentant ici le stimulus
de l'arthritisme.

Actuellement où l'on se contente plutôt des conditions
chimiques des phénomènes, on dit que ce sont les toxines
tuberculeuses qui sont la source des troubles gastriques.
Mais ceux-ci étant de deux ordres, ainsi qu'il vient d'être
démontré, lesdites toxines provoqueraient indifféremment
l'un ou l'autre, c'est-à-dire l'opposé...... Mieux vaut dire
que c'est le terrain qui règle le soulèvement de la phénoménalité.

Et le cœur ! Nous venons de voir sa *faiblesse fonctionnelle* se traduire en tachycardie sur laquelle se perd toute
action directe ou indirecte, en asystolie, puis en atrophie
simple de ses fibres, finissant ou non sur une dégénérescence graisseuse.

Si l'élément constitutionnel arthritique intervient, vous
voyez le dynamisme de l'organe s'affirmer sur une atténuation de la tachycardie par les moyens appropriés.
L'influence arthritique peut aller jusqu'à la provocation

---

(1) Infiltration interglandulaire de cellules lymphatiques ; transformation des cellules glandulaires en cellules muqueuses indiffé-
rentes, etc.

aux lésions de l'endocarde, jusqu'à la myocardite scléreuse avec hypertrophie, jusqu'à la sclérose de l'aorte, du foie, des reins (pansclérose de Letulle). Et cependant la phtisie fait toujours sentir son intervention, puisque les auteurs mentionnent la dilatation du cœur droit avec insuffisance tricuspide, même dans la phtisie fibreuse.

Et dans l'état général ! on voit des patients dont les cavernes se sont produites sans fièvre ou avec une fièvre modérée, chez lesquels, malgré cette évolution progressive de la tuberculose, l'amaigrissement, la pâleur plus prononcée, le nombre des globules rouges, la quantité d'albumine et le poids spécifique du sang sont normaux..... Cette résistance fournie par l'arthritisme a été vue par nombre d'auteurs et exprimée de multiple façon.

A la suite d'un coup de froid, dit l'un, une fièvre paroxystique peut se montrer, qui non seulement n'aggrave pas la lésion, mais peut amener la guérison de lésions graves, même de cavernes (1).

D'autres font ressortir une par une les différences dans la composition des déchets de nutrition, entre l'arthritisme et la phtisie (2), sans se dire que l'un influençant l'autre, il est des phtisies où le ralentissement de la désassimilation se montre, et les déchets sont alors en moins depuis la diminution de l'acide carbonique, jus-

---

(1) Potain. Clinique de la Charité.

(2) 1° La tuberculose est caractérisée par la suractivité de la dénutrition, l'arthritisme par le ralentissement nutritif ;

2° Inhalation d'acide carbonique augmentée dans la tuberculose diminuée dans l'arthritisme ;

3° Absorption d'oxygène augmentée chez le tuberculeux, diminuée chez l'arthritique ;

4° Capacité respiratoire du sang, diminuée chez le tubercu-

qu'aux chlorures, phosphates, urée (1), etc. D'autres étudient les manifestations en bien de l'état général, la bénignité des hémoptysies (Pidoux), le *statu quo*, l'amélioration, la guérison de l'état local, malgré des crises paroxystiques, les modifications de la marche de la maladie par l'emphysème (Bard, Potain, Pidoux), et l'augmentation de l'activité circulatoire du poumon, la tendance à faire du tissu fibreux, des concrétions calcaires (2).

Dès lors, les actes fonctionnels gardent de quoi obéir à une médication, puisqu'ils ont les qualités nécessaires.

Voyez plutôt les hémoptysies. — Dans mes notes, je trouve plusieurs cas d'hémoptysies survenus d'emblée à la suite de fatigues, telles que chasse, marche forcée, chez des jeunes gens d'aspect vigoureux. Ils arrivaient à Cauterets, les uns avec hémoptysie simple, les autres avec une bronchite précédée d'hémoptysies. Le traitement thermal ne renouvela pas l'hémorragie. Dans un de

---

leux, normale chez l'arthritique. Chez le goutteux, excès d'hémoglobine ;

5° Glycose du sang, augmentée chez l'arthritique, diminuée chez le tuberculeux ;

6° Diminution d'urée chez le tuberculeux. Hyperazoturie chez l'arthritique ;

7° Phosphates de l'urine, augmentés chez le tuberculeux. Chez l'arthritique, tendance avec précipitations uriques, oxalurie, excès de phosphates terreux ;

8° Chlorures augmentés chez le tuberculeux......, etc.

En résumé, diminution des divers éléments de nutrition, du carbone, de l'urée, accusant l'insuffisance des oxydations et l'augmentation des matières extractives dans l'urine, d'où sa toxicité augmentée. Charrin, IV° Congrès de la tuberculose.

(1) Trêves et guérison de la tuberculose pulmonaire chez les arthritiques, par Sarda et Vires *Rev. tub.*, 1894.

(2) Jaccoud cite comme exemple d'un malade de Rosenstein qui ne rendait par jour que 3 à 4 grammes d'urée sur 400 centimètres cubes d'urine, *Rev. tub.*, 1897. Plicque, p. 59.

ces cas, un jeune prêtre de 28 ans avait subi depuis cinq ans onze hémoptysies, à Cadix. Venu à Cauterets, à la suite d'une broncho-pleurésie douteuse, il supporta à froid le traitement sulfureux en boisson comme en douches, les fonctions digestives se ranimèrent, les forces se renouvelèrent. Mais acceptons que la réaction congestive ait ici provoqué l'hémoptysie. — On sera bien forcé d'admettre que le vaisseau a subi du traitement sulfureux une action tonique supérieure à l'action congestive.

Et dans cet ordre, quelles lésions le poumon nous livrera-t-il ? Des lésions bornées, limitées. A un sommet, craquements. Points emphysémateux çà et là et respiration obscure. Au sommet opposé, dans un espace limité, respiration rude, saccadée, expiration prolongée. Tout près, râles humides peu nombreux avec submatité, voire même sonorité emphysémateuse relative, *râles sonores* (sibilances et rhunchus surtout, c'est-à-dire râles d'activité locaux). Plus tard, zones de souffle bronchique sclérogène, zones d'obscurité respiratoire emphysémateuse. — Expectoration modérée, faite de crachats spumeux, gris jaunâtres et *visqueux*. Du côté du larynx, lésions communes, paquets variqueux sur l'épiglotte, gonflement simple des replis, cordes vocales sèches.....

Comme état général : pas d'état fébrile, forces assez bonnes, coliques sèches, appétit moyen. Avec cela, évolution lente, *statu quo des lésions*, à moins que des surfaces plus sensibles, comme les méninges, le péritoine, ne soient envahies soudain.

A cette phénoménalité, à cette évolution, correspondent les formes anatomiques fibroïdes avec leurs variétés, la pneumonie hyperplasique fibreuse (hépatisation lobaire) parsemée de quelques tubercules fibroïdes élémentaires, la forme fibreuse par sclérose dense, la forme fibreuse par sclérose diffuse, avec emphysème. La tendance caséeuse sera à peine indiquée par quelques petits blocs enkystés graisseux ou calcaires, par quelques petites cavernes sèches.

Comme forme bronchitique, la bronchite mixte à emphysème localisé plus ou moins, mais à dilatation partielle, à râles humides et sonores, à expectoration copieuse, purulente, mais visqueuse, etc. Et comme forme granulique, ce sera la granulie discrète, aboutissant à la résolution ou à des points de sclérose (granulations fibreuses).

Et comme complications, la pneumonie chronique à terminaison fibreuse se retrouve tout autour de foyers tuberculeux. La pneumonie aiguë, franche, lobaire, à pneumocoques peut s'observer et évoluer comme chez un sujet sain ; si le métissage se fait en faveur du lymphatisme, la résolution ne se fait pas ou est très lente, ou ne se produit qu'à l'aide d'un traitement général. Ce qui se passe, par ailleurs, dans certains organes, n'est pas sans indiquer que le niveau vital s'est élevé. Les fonctions sont plutôt actives. Le bacille, en faisant du tubercule, fait ici de la cirrhose, de la transformation amyloïde alors qu'avec le lymphatisme dominant, il faisait de la stéatose, etc., etc.

Examinons les enseignements de la thérapeutique vis-à-vis la graine et vis-à-vis le terrain. A s'en rapporter à l'observation et aux considérations qui la guident, la phtisie est, comme l'écrit H. Bennett, « une des maladies destinées à éliminer ceux qui sont faibles, imparfaits et inaptes à perpétuer la race humaine..... » Mais comme son hérédité n'est pas fatale et qu'elle est susceptible de guérison dans des conditions que nous avons eues à prévoir, il en résulte qu'une grande série de tuberculeux a parfaitement droit à la vie.

Nous ne dirons pas comment l'art réalise-t-il la guérison, mais comment l'organisme, d'accord avec l'art, conçoit-il, prépare-t-il et perpétre-t-il sa guérison ? Par les renseignements déjà recueillis, nous savons que l'anti-prédisposition, si on nous permet ce néologisme, est déjà bactéricide. Mais, la disposition donnée, existe-t-il des ressources contre des variétés et nuances de dispositions qui relèvent au même titre du terrain ? Les preuves sont déjà faites de ce qu'on est en droit d'obtenir pour la disparition de la fièvre, la suppression des sueurs, le retour des fonctions digestives, etc., la transformation possible de l'organisme du phtisique, par le repos absolu en plein air, et en air pur (suraération). Nous sommes édifiés sur la valeur des climats d'altitude, à basse pression barométrique, fortifiante et stimulante, compris entre 500 et 1 900 mètres, et les climats de plaine, inférieurs à 400 mètres, à influence dite sédative et calmante et à la façon dont est comprise la cure d'air dans les sanatoria qu'habitent les tuberculeux (1).

De tout ce qui a été dit, nous ne pouvons le contrôler que par comparaison à ce que nous pouvons observer au sanatorium d'Argelès. C'est déjà remarquable d'observer que dans cette station à 466 mètres, si bien à l'abri des vents, et remarquable par son peu de transitions atmosphériques, chez des enfants vivant en plein air occupées qu'elles sont à des travaux de jardinage — dont un ascendant a toujours été tuberculeux — l'organe le plus sain et le plus protégé se trouve être l'organe broncho-pulmonaire.... Les observations suivies portent que le résultat obtenu par le climat seul est la disparition de signes de début, inspiration rude, expiration prolongée, râles sous-crépitants de bronchite de la base dispa-

---

(1) La cure climatérique a un bon effet dans l'infection mixte. Celle-ci disparaît, les lésions tuberculeuses restent. Sur les montagnes, en haute mer, etc., on évite le contact des crachats tuberculeux et des sécrétions purulentes provenant de l'entourage.

rus, dans un cas, dans l'espace de quinze jours, etc. Et cependant ce n'est pas le régime alimentaire qui l'emporte sur la valeur du climat, car quel régime alimentaire peut-on avoir pour un prix de revient de o fr. 8o c. par jour ?.....

Nous n'avons rien à dire ni à critiquer au sujet de ce qui a été écrit sur les moyens d'éviter la contagion tuberculeuse (destruction des crachats, désinfection des foyers) (1) sur le régime alimentaire du phtisique (suralimentation), les préparations diverses naturelles ou artificielles qui lui reviennent, huile de foie de morue, glycérine, arsenic, phosphore, etc., et l'hygiène qui lui est adapté : stimulation cutanée, gymnastique respiratoire, etc.

Quant au traitement symptomatique des divers éléments de la phtisie, fièvre, toux, hémoptysie, troubles gastriques, etc., nous laisserons le traitement artificiel qui leur échoit pour le traitement thermo-minéral sulfureux que notre pratique nous a mis à même d'appliquer, et le résultat obtenu.

Préalablement, parlons du traitement adressé à la graine, par les nouvelles méthodes expérimentales qui se dégagent de leur étude.

Nous connaissons l'histoire des vaccinations en général et du principe qui préside à leur formation. Relativement à la tuberculose, où en sommes-nous du vaccin dit tuberculine (2) ?

______

(1) Rapport général sur l'hospitalisation des tuberculeux, Grancher et Thoinot (*Rev. tub.*, 1896).

(2) Extrait glycériné de cultures tuberculeuses chauffées connu sous le nom de lymphe de Koch ou de tuberculine.

a) Le bacille de Koch sécrète des produits solubles, retrouvés tant dans les viscères que dans les crachats, qui, en raison de leur action morbide, convulsivante ou vaso-dilatatrice, ont reçu le nom de toxines. Certaines de ces toxines paraissent favoriser l'action du

Disons d'abord que la tuberculine ne rend pas tuberculeux, ce n'est pas un virus atténué, c'est un poison bactérien.

Il y a d'abord les résultats expérimentaux ou de laboratoire.

MM. Richet et Héricourt ont réussi à rendre des chiens réfractaires à la tuberculose humaine par une inoculation préalable de tuberculose aviaire.

D'autres n'ont pu obtenir ce résultat (Straus, Gamaleïa).

Les uns (Koch) semblent avoir rendu réfractaire à l'inoculation du virus tuberculeux le cobaye, en lui injectant de la tuberculine.

D'autres (Bonardi) auraient beaucoup augmenté la résistance de l'animal à la tuberculose inoculée, en injectant des extraits de crachats et de viscères de phtisique..... Mais les résultats sont contradictoires, on ne peut en tirer de conclusion pour ou contre la théorie de l'immunité conférée par une première atteinte de tuberculose ou la vaccination.

Le premier effet d'une injection mesurée de tuberculine, est de provoquer une action très nette chez le tuberculeux (1). Elle manque en général chez l'homme sain. Nous trouvons-nous là en face d'un fait absolu ? Nullement et ce n'est pas possible, par tout ce que nous savons du terrain chez le tuberculeux. Donc, il est, sur l'injection

------

bacille. Au surplus, d'autres paraissent l'entraver et augmenter dès lors le pouvoir de résistance de l'être vivant à l'égard de la tuberculose inoculée.

b) Au point de vue clinique, la tuberculine produit de la leucocytose et de l'hyperémie dans les parties malades, en même temps de la fièvre, il se forme des toxines, qui après la réaction connue, produisent une immunité partielle contre les poisons sécrétés par le bacille tuberculeux.

(1) Le sérum artificiel injecté produit la même réaction à la dose de 20 centimètres cubes. Il assure lui aussi le diagnostic des tuberculoses douteuses.

de la dilution voulue de tuberculine, des cas à réaction
très nette, puis des cas à réaction douteuse, puis des cas
sans réaction — ces derniers, dit-on, sont des cas de tuberculose guérie ou très avancée où il y a déjà accoutu-
mance ou imprégnation naturelle, nous aimons mieux dire
sont des cas à fort métissage arthritique. De l'absence de
réaction, il n'y a donc pas à conclure au rejet de la tuberculose, et d'un autre côté la réaction se produit, même en
l'absence de toute tuberculose.

De même et toujours suivant le terrain, il est des patients injectés, les uns qui conservent le même poids
avant et après, d'autres augmentent, d'autres diminuent
(jusqu'à 5 kilogrammes) (1).

Localement et de par l'hyperémie périphérique provo-
quée, nous aurons sur l'injection de tuberculine, augmentation de matité autour des foyers tuberculeux, apparition
ou augmentation de phénomènes catarrhaux, de leurs signes,
par conséquent, râles secs et humides, augmentation de
la toux, de l'expectoration.....

Au point de vue général, nous avons la fièvre et la réaction fébrile, l'abattement, la courbature.

Et s'il faut juger le résultat thérapeutique, on arrive à
l'état stationnaire dans les meilleurs cas. Mais dans la
moyenne, ce sera plutôt de l'aggravation (augmentation de
l'infiltration, fièvre chez les apyrétiques, perte de poids,
etc., etc.).

Il en est aux résultats plus heureux. Et d'abord, les
tuberculoses chirurgicales, de leur nature localisées et
moins virulentes ! Sur 14 cas, le D\ Dauriac (2) note
10 guérisons complètes. Et le même auteur ajoute sur
15 cas de tuberculose pulmonaire, six où on ne retrouve

---

(1) *Bull. médical*, 1897, p. 785 et s.
(2) Progrès médical, 1897.

plus de bacilles et les neuf autres sensiblement améliorés, l'amélioration portant sur la fièvre, les sueurs, le retour de l'appétit.....

Certains cas particuliers sont plus particulièrement à citer: Celui de Zimmermann entre autres. Il avait eu à énucléer l'œil gauche tuberculeux d'une malade. L'œil droit fut atteint de la même façon. Une série d'injections progressives de tuberculine R. amena la rétrocession de la lésion (1).

Mais nous n'en sommes pas à cet ensemble de faits qui jugent une doctrine. Jusqu'ici, l'injection de tuberculine ne donne des résultats qu'au début de la tuberculose. Mais quand le tuberculeux présente en même temps des infections secondaires c'est-à-dire des associations microbiennes et de la fièvre, la tuberculine ancienne ou nouvelle T. R. est nulle comme résultat et plutôt nocive.

Comme dans la diphtérie et pour la même injection qui se rapporte à la maladie virulente, il faut que le résultat soit sanctionné par une certaine résistance, c'est-à-dire par le terrain.

Quelle est la valeur des médicaments réputés bacillicides ?

In vitro, il est des substances qui arrêtent le développement du bacille tuberculeux, depuis les huiles essentielles jusqu'aux cyanures d'or et d'argent, en passant par le mercure, etc.

Mais aucun n'a pu arrêter la tuberculose en évolution chez l'animal.

« Le remède le moins mauvais proposé contre la phtisie pulmonaire, écrit le P\\r Bouchard, c'est la créosote. »

C'est en s'éliminant par les poumons qu'elle fournit son action excitante. Elle détermine un afflux congestif

---

(1) *Soc. franç. d'ophtalmologie*, mai 1898.

autour des foyers tuberculeux et paraît s'adresser plus aux lésions secondaires par microbes pathogènes qu'aux lésions bacillaires (Siredey). Au surplus, il vaut mieux dire ce qu'elle peut faire que ce qu'elle fait individuellement. C'est un irritant; donc, elle convient à la torpidité des lésions et de leur évolution, mais en menaçant leur ramollissement et l'hémoptysie locale.

Chez les arthritiques, elle amène la réaction de sclérose. — Il faut le métissage arthritique, pour provoquer l'action thérapeutique complète du remède, action mesurée ainsi par le bien regretté Ferrand : excitante de la nutrition à petite dose, altérante à plus haute dose, dégénérative à dose plus élevée.

C'est dans ces conditions qu'elle diminue l'expectoration et la toux, relève l'appétit et avec lui la nutrition (augmentation de poids, diminution de l'urobilinurie), amène la disparition de la fièvre. Mais comme partout où il y a des qualités actives, on aura à craindre la polyurie, la *dysurie*, l'albuminurie consécutive, etc.....

Il y aurait à faire les mêmes réflexions sur l'injection par les veines (émulsion) de baume de Pérou ou de son élément le plus actif, l'acide cinnamique (émulsion alcaline à 5 pour 100) en vue d'une action sclérogénique; — sur les injections intrabronchiques ou intrapulmonaires de naphtol camphré (Fernet, etc.), intrapéritonéale (Rendu); — sur les injections sous-cutanées de sublimé.

Le traitement par les eaux sulfureuses s'adresse surtout au terrain.

Ou l'on a médit des eaux sulfureuses et du traitement thermal ou l'on a été incomplet, ou on a complètement défiguré la médication en raisonnant sur des cas partiels au lieu de raisonner sur des ensembles multiples et comparés, en ne rapportant pas les phénomènes à leur cause et rendant alors certains phénomènes qui, dans des conditions voulues, bénéficient du traitement sulfureux, les rendant toujours tributaires de l'action nocive du traitement sulfureux. Tels les éléments hémorragie, fièvre, etc...

Or, plaçons-nous dans les vraies conditions et raisonnons sur des observations comparées.

Vous savez que, de leur nature, les eaux sulfureuses sont excitantes et que de cette excitation dérivent les actions stimulante, tonique, calmante secondaire.

Pour que ces actions soient obtenues, il faut des résistances constitutionnelles, car actions stimulante, tonique, calmante sont des faits individuels et vitaux, la même excitation dans ces conditions constitutionnelles opposées entraînant des actions opposées, c'est-à-dire l'action perturbatrice et par elle la précipitation de la marche de la maladie; donc, il faudra envoyer aux eaux sulfureuses les tuberculeux lympho-arthritiques, apyrétiques, en général ou peu fébriles de la période commençante à la période finissante jusqu'à la caverne.

Nous diviserons donc nos malades en catégories.

Vous ne vous étonnerez pas en effet qu'après vous avoir démontré l'influence de la lympho-scrofule sur la pathogénie de la phtisie et la modification qu'apporte à la phénoménalité et à son évolution l'intervention originelle de l'arthritisme, la masse des patients qui abordent nos sources pour y chercher une médication appropriée, s'y trouve divisée en catégories et que naturellement ces catégories se présentent dans l'ordre suivant : 1° catégorie à ascendance double arthritique, quelque soit le lymphatisme qui s'y ajoute ; 2° catégorie à ascendance arthritique par l'un des ascendants, à ascendance lymphatique par l'autre ascendant ; 3° catégorie à double ascendance lymphatique ; 4° catégorie à ascendance d'arthritique d'une part, à ascendance de phtisique d'autre part.

Mais comme la phtisie dérive de la lympho-scrofule, l'hérédité de la phtisie se confond avec l'hérédité de la lympho-scrofule (1) et, au demeurant, il reste deux catégories de phtisiques : 1° ceux chez lesquels le lymphisme domine ; 2° ceux chez lesquels domine l'arthritisme. — Le lymphatisme domine. — Tout dépend de son degré. Voici la forme bronchitique. L'état catarrhal est intense et général : ce sont partout des respirations soufflantes, des râles humides entrecoupés de rhunchus, simulant du gargouillement. L'état général reste assez bon. On voit une, deux saisons consécutives à un mois de distance, atténuer ce catarrhe, au lieu de général, le laisser localisé. Les souffles, sous la stimulation thermale, apparaissent, s'accentuent, s'atténuent ensuite, quelques sibilances s'ajoutent et les râles humides diminuent plus à une base qu'à l'autre ; deux, trois ans après, les souffles se sont étendus, il en est un à une des bases qui prend les caractères de souffle tuber, la matité existe à peu près partout. L'état fonctionnel s'effectue en rapport, la nutrition de même (2) et les malades disparaissent de par l'état général. Il est des formes plus modérées. — Depuis cinq ans, je vois évoluer vers la phtisie un homme jeune avec du catarrhe fait de quelques râles sous-crépitants à un sommet, de retentissement de la voix dans tout le thorax et d'une expectoration jaune modérée. Râles et expectoration ont passé une

---

(1) *a*) Chez Mme X. dont la mère fut phtisique, le lymphisme qui résumait cette phtisie s'est traduit en lésion fonctionnelle de faiblesse utérine, catarrhe utérin et double fluxion menstruelle dans le mois ; en même temps petites hémoptysies. Le traitement thermal s'est effectué en douleurs rhumatoïdes, phénomènes d'excitation laryngienne.

b) M. X. père tuberculeux. — Le lymphisme se traduit en crachats jaunes et sanglants. L'évolution du traitement s'est poursuivie en phénomènes arthritiques soulevés : lourdeurs, flatulences stomacales soulevées, migraines, etc.

(2) Le traitement thermal, au lieu de ralentir, augmente les déchets organiques, urée, acide urique, phosphates, etc.

première année rapidement et le traitement thermal fut traversé de crises de gastralgie et de retour de myalgies. Trois ans après, cette année, les râles humides ont également disparu sous le traitement thermal, mais une forte hémoptysie a eu lieu durant l'hiver, sans lésion pulmonaire particulière et l'état général est fortement affecté, le cœur en tachycardie, etc. — Un petit appareil, fait d'expectoration abondante, de râles humides provoqués à un sommet, le tout atténué, mais avec un état général médiocre : appétit irrégulier, etc., cache assez de gravité parfois pour que la mort survienne dans l'année.

— Voici une lésion parenchymateuse du premier degré avec craquements d'un des sommets en avant et en arrière, etc. — Le traitement atténue les craquements en avant, ajoute en arrière des sibilances. Le ramollissement se fait doucement en arrière, sans fièvre, les râles sous-crépitants font place aux craquements, des sibilances s'y ajoutent et les râles bulleux s'atténuent. Chez un second venu à la suite d'une hémoptysie, les râles sous-crépitants d'un sommet ont à peu près disparu en avant et en arrière.

— Voici une lésion du troisième degré. — Une hémoptysie s'est produite sur de l'atonie générale fonctionnelle : palpitations, perte d'appétit. — De par le traitement thermal, l'appétit revient avec les forces, le gargouillement est remplacé par un souffle sec. Une zone de râles sous-crépitants et serrés, une diminution de matité indiquent que les lames du tissu pulmonaire périphérique à l'état fœtal se sont déplissées et respirent. — Mlle N. 24 ans. Une caverne vient de se produire en avant et à gauche. La patiente fait 40 pas comme promenade, en est aux potages et vin de Bordeaux. — A la fin du traitement, elle descend de la Raillière à pied, plus d'un kilomètre et mange à table d'hôte. — Tendance à la sécheresse de la caverne. De par le lymphisme, le bain est mieux toléré que la douche qui entraîne de la fatigue, de la perte de l'appétit, parfois des tendances syncopales.

Les lésions de nutrition dominent : hyperazoturie, phosphaturie, hyperchlorurie, ... de la glycosurie. Dans une circonstance, le traitement thermal augmente encore ces déchets, sauf la glycosurie qui diminue de 2 grammes et le poids du corps s'abaisse de 1 kilogramme.

Mais grâce au métissage, c'est-à-dire à l'intervention d'un certain arthritisme, des actions curatives se manifestent. Nous trouvons dans nos notes des disparitions de craquements, des tendances aux sibilances, des souffles acquis légers, plus forts, caverneux même..., et comme phénomènes arthritiques : de la furonculose, des crampes intestinales..., finalement des augmentations de poids de 500 grammes, des retours de forces générales, des relèvements de fonction digestive, des tachycardies diminuées, de bonnes réactions.....

Mais il faut dire aussi qu'on voit dans les cas opposés les tachycardies se maintenir, les modifications catarrhales manquer, les hémoptysies se répéter, les complications s'établir (entérite, entéro-péritonite).

— Le lymphatisme diminue vis-à-vis de l'arthritisme. — Prenant toujours pour objectif la forme bronchitique, on voit de par le traitement thermal les souffles s'accuser du côté de la racine des bronches, le long de la colonne vertébrale, etc., ce qui équivaut au renforcement des respirations laryngienne, trachéale, bronchique, des râles humides envahissent divers points et des matités s'ajoutent. Des modifications curatives suivent : les sécrétions catarrhales deviennent visqueuses, des sibilances s'y ajoutent, les râles humides diminuent ici pour reparaître là.....

Les douches l'emportent ici sur les bains et l'action tonique retentit ici sur les déchets nutritifs. C'est dans un de ces cas que nous avons observé les modifications suivantes : l'urée passant de 33 grammes à 24 grammes, les chlorures de 13 grammes à 8 grammes, les phosphates de 3 grammes à 2 grammes, l'albumine de 0^{gr},50 à 0^{gr},40, le glycose de 20 grammes à 8 grammes (1).

Parfois certaines oppositions se signalent : des souffles bronchiques profonds, toujours atténués, sont entendus sur des respirations obscures superficielles ; — des râles humides sont perçus sur des portions emphysémateuses et l'oppression est en rapport. Le traitement thermal n'y ajoute pas toujours des sibilances.

— L'arthritisme domine. Les effets curateurs sont multiples et rapides. Nous lisons dans une de nos observations que cinq douches ont suffi pour enlever des râles humides de tout un côté de la poitrine. Des craquements disparaissent de même. De par la vitalité imprimée au tissu pulmonaire, nous trouvons des bronchophonies, des souffles augmentés d'abord, diminués ensuite. — Des lésions de ramollissement restent limités des années. — Les augmentations de poids entre 500 grammes et 3 kilogrammes sont la règle. — Les hémoptysies se font accidentelles et n'ont pas de retentissement. — Les sécrétions catarrhales se font visqueuses avant de disparaître et les sibilances locales sont le signe de la modification curative qui s'y forme. — Respiration saccadée, expiration prolongée passent parfois.

Les tachycardies s'atténuent considérablement, les fonctions digestives se relèvent, les forces reviennent, etc., à travers des phénomènes asthmatiques, des myalgies..., des sensations de chaleur locale. Des bruits de souffle endocardique ont apparu dans ces mêmes conditions..., de même l'expectoration de concrétions calcaires.....

Certes, on voit souvent l'évolution de la tuberculose

---

(1) De même les organo-sérums régularisent les actions nutritives (Berlioz).

commencer par une pleurésie simple ou double, pleurésie
de la base avec épanchement, quelques mois après pleurésie sèche d'un sommet, puis prise de possession à peu
près parallèle de ce sommet par la lésion parenchymateuse. Mais à part quelques cas de pleurésie purulente qui
ont précédé l'établissement du catarrhe muco-purulent
généralisé, nous notons rarement les complications pleu-
rétiques dans la forme bronchitique de la phtisie. Dans
les quelques cas où nous avons rencontré la pleurésie
d'une des bases, unie parfois à de la pleurésie d'un sommet,
nous n'ayons pas remarqué que l'étendue de la pleurésie
fût pour quelque chose dans sa gravité, empêchât les phénomènes curateurs généraux et locaux; le plus souvent les
adhérences les plus récentes ont effectué leur résorption
des parties dans les conditions de bon fonctionnement
général. Les effets curateurs que nous venons de dire ont
été saisis et reconnus par d'autres. Le Dr Cazaux a vu aux
Eaux-Bonnes un noyau d'engorgement stationnaire pen-
dant quatre ans après lesquels le souffle s'adoucit et la
respiration devint vésiculaire par résorption progressive des
exsudats (1). M. Leudet a vu de même disparaître pour un
temps, toux, oppression, matité, rudesse respiratoire (2).
La médication par les Eaux-Bonnes nous paraît s'adresser
particulièrement aux lésions parenchymateuses. La forme
bronchitique, demandant plus à la médication externe,
relève plutôt de nos Eaux.....

Et c'est quand une médication générale amène de telles
modifications fonctionnelles et de tissu au point de dévoi-
ler et la forme anatomique et les résistances locales comme
les résistances générales et faisant apparaître dans tout leur
caractère et les lésions spéciales et les lésions communes,

____

(1) *Ann. Hyd.*, t. 28, p. 45.
(2) *Loc. cit.*, p. 499.

impriment aux unes et aux autres une impression parallèle qui les solidarise en quelque sorte, c'est dans de telles circonstances qu'on viendra douter de l'influence du traitement sulfureux devant des contre-indications qui ne sont niées par personne. Et nous savons bien que la fièvre, l'hémoptysie plus passive qu'active, toute évolution aiguë des lésions contre-indiquent le traitement, mais encore quelle médication mettra plus en évidence les résistances ! Et alors le diagnostic causal établi vis-à-vis les formes anatomiques et le soulèvement fonctionnel, où prendre les raisons du pronostic autre part que dans une médication qui dégage les réalités des apparences. Voyez plutôt. Au hasard de mes notes, je trouve les cas suivants où le pronostic dérive du traitement thermal. — Mlle D..., 28 ans, mère phtisique, plusieurs hémoptysies, submatité à un sommet, râles humides aux deux se prolongeant d'un côté en arrière et en bas, souffle bronchique, expectoration muco-purulente moyenne. Comme état général, faiblesse, peu d'appétit, amaigrissement. Le traitement thermal est appliqué. L'appétit devient meilleur, l'état de faiblesse s'améliore...; localement le souffle s'atténue, les râles s'amoindrissent... — M. K..., un ascendant phtisique..., craquements humides et râles sous-crépitants d'un des sommets et se prolongeant en bas, avec submatité, forte expectoration jaunâtre. Le traitement thermal redresse l'état général, craquements et râles disparaissent d'un côté, renaissent en moindre proportion de l'autre, etc.

Il est de toute évidence que le traitement thermal a établi le pronostic réel du moment contre un pronostic apparent contraire. Seul il l'a fait parce que seul il pouvait le faire et sa puissance se mesure à ces deux grands faits : diagnostic de tous les éléments locaux d'un poumon, diagnostic des éléments généraux et pronostic adéquat, le tout basé sur l'interrogatoire du terrain.

Quel grand rôle joué par le terrain ! étiologie, phénoménalité, forme d'évolution, finalité ou terminaison, jusqu'à la virulence de la graine, tout lui est subordonné. Et comme ce ne sont pas les cas extrêmes qui sont à considérer dans le jugement d'une maladie, mais les cas moyens, quelle supériorité il manifeste le plus souvent sur la graine dans une maladie qui, par essence, est bactéricole.

En terminant, nous résumons les idées qui ont servi de base à ce travail dans l'ordre suivant.

Nous avons montré :

1° Que la phtisie et son expression la tuberculose pulmonaire, en tant que maladie de faiblesse, dérivent de la lympho-scrofule ;

2° Que lésion fonctionnelle et lésion organique sont des lésions communes de scrofule aboutissant à la lésion plus spéciale et spécifique, le tubercule bacillaire ; la lympho-scrofule dominant, le terrain devenant bactéricole, la graine l'emporte ici sur le terrain ;

3° Que l'arthritisme modifie les lésions fonctionnelle et organique, en les faisant spéciales à sa nature. Devenant alors bactéricide vis-à-vis le micro-organisme, cet arthritisme est le seul appoint de la médication et du remède qui échoient à la maladie jusque et y compris la vaccination par la tuberculine.

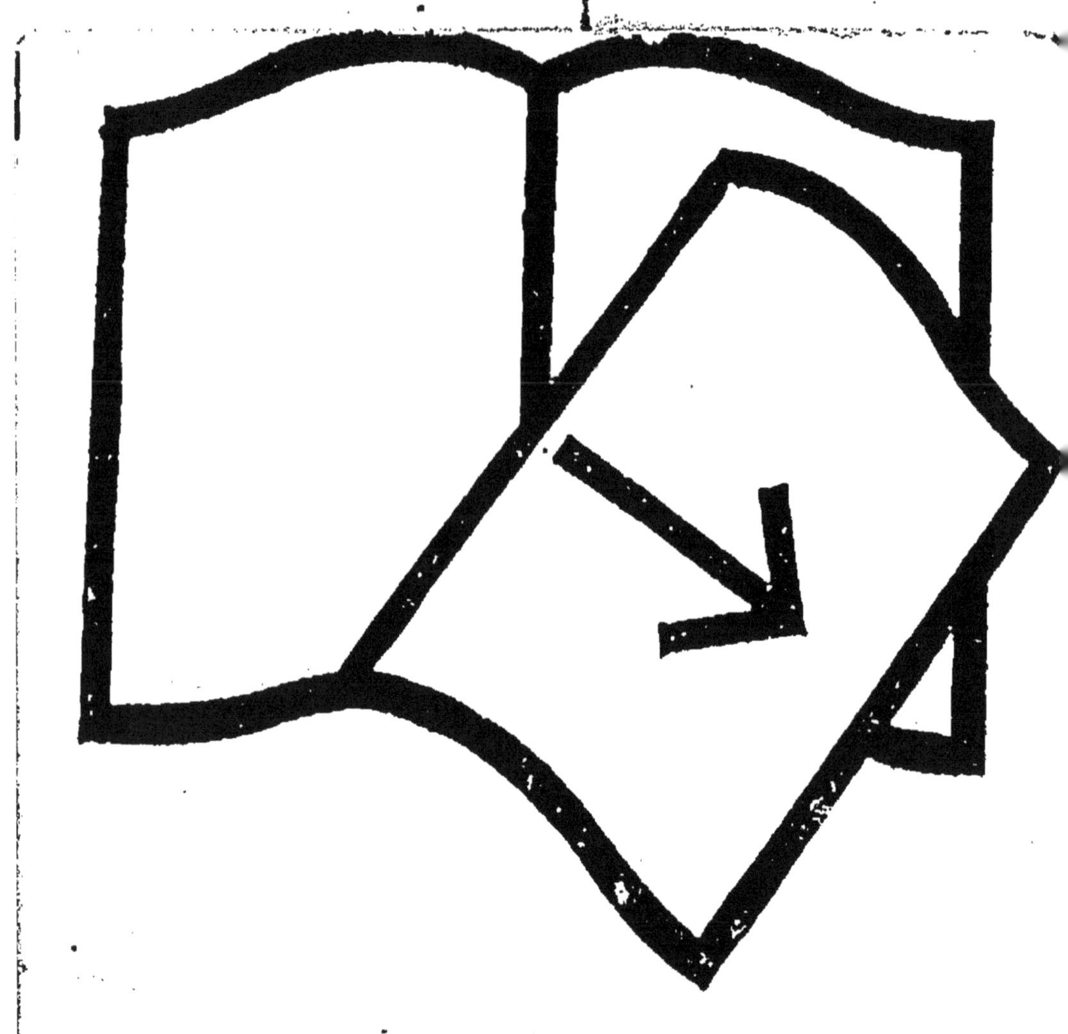

Documents manquants (pages, cahiers...)
NF Z 43-120-13